# 糖尿病足与血管疾病
# 健康知识*100*问

董智慧　方　圆　符伟国　主编

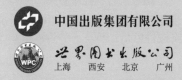

中国出版集团有限公司

世界图书出版公司

上海　西安　北京　广州

图书在版编目(CIP)数据

糖尿病足与血管疾病健康知识100问/董智慧,方圆,符伟国主编. — 上海:上海世界图书出版公司,2023.9
ISBN 978-7-5232-0542-6

Ⅰ.①糖… Ⅱ.①董… ②方… ③符… Ⅲ.①糖尿病足-诊疗-问题解答②血管疾病-诊疗-问题解答 Ⅳ.①R587.2-44 ②R543-44

中国国家版本馆CIP数据核字(2023)第128267号

---

书　　名　　糖尿病足与血管疾病健康知识100问
　　　　　　Tangniaobing Zu yu Xueguan Jibing Jiankang Zhishi 100 Wen
主　　编　　董智慧　方圆　符伟国
责任编辑　　芮晴舟
封面设计　　袁力
出版发行　　上海世界图书出版公司
地　　址　　上海市广中路88号9-10楼
邮　　编　　200083
网　　址　　http://www.wpcsh.com
经　　销　　新华书店
印　　刷　　杭州锦鸿数码印刷有限公司
开　　本　　889 mm× 1194 mm　1/32
印　　张　　4.625
字　　数　　70千字
版　　次　　2023年9月第1版　　2023年9月第1次印刷
书　　号　　ISBN 978-7-5232-0542-6 / R·682
定　　价　　50.00元

# 编者名单

## 主　编

董智慧（复旦大学附属中山医院）

方　圆（复旦大学附属中山医院）

符伟国（复旦大学附属中山医院）

## 副主编

史伟浩（复旦大学附属华山医院）

薛冠华（上海交通大学医学院附属仁济医院）

殷敏毅（上海交通大学医学院附属第九人民医院）

## 学术助理

袁良喜（上海长海医院）

柏　骏（上海长征医院）

蔡蕴敏（复旦大学附属金山医院）

## 参编人员（按姓氏拼音排序）

常春雷（复旦大学附属金山医院）

陈　亮（上海交通大学医学院附属仁济医院）

方　刚（复旦大学附属中山医院）

傅　彦（上海交通大学医学院附属第九人民医院）

郭文城（复旦大学附属华山医院）

蒋小浪（复旦大学附属中山医院）

鞠　帅（复旦大学附属金山医院）

李　姚（复旦大学附属金山医院）

李大志（上海长海医院）

李炜淼（复旦大学附属中山医院）

李文强（复旦大学附属金山医院）

李小燕（复旦大学附属金山医院）

刘　浩（复旦大学附属中山医院）

陆意歌（复旦大学附属中山医院）

聂少杰（上海长征医院）

潘天岳（复旦大学附属中山医院）

乔冠宇（复旦大学附属中山医院）

任碧晨（复旦大学附属中山医院）

王桂立（复旦大学附属金山医院）

王永泽（复旦大学附属中山医院）

王宇宁（复旦大学附属中山医院）

周思远（复旦大学附属金山医院）

邹凌威（复旦大学附属中山医院）

# 致　谢

感谢上海市医师协会血管外科医师分会糖尿病足工作组，以及国家放射与治疗临床医学研究中心，在本书的创作与编辑过程中给予的大力支持与指导！

# 序

糖尿病足往往发生于病程长、病情长期未得到控制的糖尿病患者，治疗困难，医疗花费巨大，预后差。在世界范围内，每20秒就有1位糖尿病患者被截肢。在我国大城市三甲医院中，糖尿病是造成需要住院治疗的慢性创面的首位原因，也是非创伤性截肢的首位原因。

糖尿病足诊断容易，治疗困难，但预防有效。早发现和纠正危险因素是糖尿病足预防的关键。随着人口老龄化和糖尿病发病率的剧增，我国将会有更多的糖尿病足与下肢血管病变的患者。近20年来，越来越多的来自不同学科的医护专家关注糖尿病足。该书主创人员主要来自上海市医师协会血管外科医师分会糖尿病足工作组，以及复旦大学附属中山医院及金山医院。该团队在上级领导部门的支持下，组织培训社区医护人员，深入基层，筛查糖尿病足高危患者，开展糖尿病足早防早治，实施科学管理和随访，并积极开展糖尿病足科普宣教工作。该书的编写就是该团队落实健康中国规划和造福广大患者的一个具体体现。

该书涉及糖尿病足的定义、分类分期及其危险因素和发病机制，强调了糖尿病足的可防可治性，强调了糖尿病足与下肢血管病变全面综合管理的必要性，强调了防治结合的重要性。通读该书后，我获益匪浅，十分感谢和敬佩主创团队为糖尿病足防治提供了通俗易懂又十分专业的医学科普读物。我相信，无论是医护人员，还是广大患者及其家属，都会从阅读本书中增长知识，多些了解，从而更有利于做好糖尿病足的防治工作。作为糖尿病足防治领域里的一位老兵和从事糖尿病专业40余年的专科医生，我深知，糖尿病足以及由此导致的截肢给患者带来的巨大痛苦和精神压力以及经济负担，预防糖尿病足溃疡、降低糖尿病截肢率，是造福于患者和社会的大事，也是系统工程，离不开多学科合作和疾病的一体化全过程管理，更需要医患同心的共同努力。在这些方面，医学科普知识的普及、理解和贯彻有着十分重要的作用。我衷心感谢主创团队为我们提供了这样优秀的科普作品，并在糖尿病足防治中起到示范作用。

中华医学会糖尿病学分会糖尿病足与
周围血管病学组顾问
国际糖尿病足工作组亚太区原共同主席
国际糖尿病足工作组临床指南编写委员会成员
健康中国科普出版专家委员会委员、
国家健康科普专家库首批成员
战略支援部队特色医学中心内分泌科、
全军糖尿病诊治中心主任医师

**许樟荣**

2023年4月18日于北京

# 前　言

当前，全社会对糖尿病、心血管疾病等慢性非传染性疾病的关注正日益增加，如何更好地做好该类疾病的防治工作，也是人们共同关注的话题。而随着我国糖尿病患病率的逐渐提高，其最严重的并发症之一——糖尿病足的患病率也逐年上升。我国50岁以上糖尿病患者中，糖尿病足的1年新发率为8.1%，1年死亡率为14.4%，总截肢率为19.3%。据最新统计结果表明，2021年我国糖尿病患者总数约1.4亿，由此可以初步保守推测，我国糖尿病足患者已达数以百万，甚至千万计。而我国人民对糖尿病足的认知，却严重不足，不少人甚至从未听说过糖尿病足，糖尿病足科普工作亟待开展。

与此同时，作为国策的《健康中国行动》和

《健康上海行动》，都将健康知识普及行动列为首位，要求建立全社会参与的健康教育与促进工作机制，深入开展全民健康教育，倡导健康文化理念，推进居民健康自我管理。要完成以上工作，优秀的科普作品必不可少，除网络、电视等宣传渠道外，以传统图书形式开展科普工作，亦是众多科普形式中，不容忽略的途径之一。

为此，笔者召集上海市多家三甲医院及相关医联体同仁，依托上海市医师协会血管外科医师分会糖尿病足工作组、国家放射与治疗临床医学研究中心-中山糖尿病足多学科诊疗中心-金山运行中心等多家单位与平台，合众人之力，撰写了《糖尿病足与血管疾病健康知识100问》一书。该书紧贴糖尿病足患者人群及普通大众的健康需求，从糖尿病足的病因、常见表现、预防、治疗、保健等多方面，聚焦该人群最关注、最困惑、最需要的知识点，以贴近生活、通俗易懂的语言，一问一答的形式，深入浅出地进行糖尿病足健康知识普及。旨在让糖尿病足在人群中"应知尽知"，糖尿病足高危人群"应防尽防"，确诊糖尿病足患者"应治尽治"，提高人群对糖尿病足的认知和保健意识，积极主动地进行防治，继而促进人民健康、社会和谐。

我们相信，在全体热爱糖尿病足防治事业的同仁们共同努力之下，在全社会的共同关注之下，糖尿病足与血管疾病健康知识的普及工作，一定会越做越好！

中华医学会外科学分会血管外科学组副组长

中国医师协会血管外科医师分会副会长

海峡两岸医药卫生交流协会血管外科分会会长

上海市医师协会血管外科医师分会会长

上海市医学会血管外科专科分会前任主任委员

国家放射与治疗临床医学研究中心副主任

复旦大学血管外科研究所所长

复旦大学附属中山医院血管外科主任

**符伟国**

2023 年 4 月 23 日于上海

# 目　录

一　什么是糖尿病足 / 1

二　身体出现哪些信号，提示你可能得了糖尿病
足呢 / 23

三　糖尿病足常用的检查手段有哪些 / 43

四　糖尿病足的治疗 / 63

五　糖尿病足患者如何进行保健和康复 / 109

# 一

## 什么是糖尿病足

# 人的腿上主要有哪些血管？

在介绍糖尿病足之前，我们先聊聊人体的血管。首先，人体各部位都分布着血管，血管分为动脉和静脉，人腿上的血管也是如此。以动脉为例，根据位置不同，大腿上的叫股动脉，膝盖后面的叫腘动脉（因为膝盖后方的凹陷叫腘窝）。小腿上的血管就复杂一些，有三根主干道，由外向内侧分别是胫前动脉、腓动脉、胫后动脉。连接大腿和小腹的位置，有一根髂动脉，这个名字大家可能比较陌生，是因髋部的髂骨而得名。在脚背上，还有一根足背动脉。同时，所有的静脉都位于主要动脉的旁边，由于位置相近，因此名称往往也与动脉相同。

## 腿上的主要血管分布在哪些位置？

　　腿上的血管可分为动脉和静脉系统，图1左、右图分别为右侧下肢动、静脉系统主要血管的背侧视图，也就是从后往前看，其中动脉用红色表示，静脉用蓝色表示。

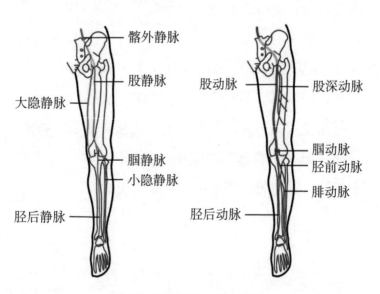

图1　下肢主要动静脉位置

## 3

## 腿上的血管主要起什么作用？

　　双腿是重要的运动器官，腿部的动脉和静脉是双腿血液循环的结构基础。腿部的动脉为肌肉供血，会在神经和体液的支配下，根据实际需要调整管径的大小，进而控制灌入各个肌肉群的血流量，动脉的末梢还会给表面的皮肤和皮下组织供血，确保皮肤有充足的营养。动脉血是来自心脏的新鲜血液，含有氧气和营养物质，是肌肉运动和皮肤新陈代谢的能量来源；经过肌肉等组织时，血中的氧气和营养物质被消耗，代谢产生的废物进入血液，此时血液成为静脉血，最终通过静脉的逐级回收，自下而上流动，最后回到心脏。

# 人体正常的血管结构是怎样的？

　　血管是运输血液的管道，人体正常的血管壁一般都有"三合板"一样的三层结构（图2）。全身的动、静脉基本都是由从内到外的内膜、中膜和外膜三层所构成。血管的内膜位于最里层，与血管中的血液直接接触，具有非常复杂的功能；中膜含平滑肌和弹性纤维，能控制血管的收缩和舒张；外膜则比较薄，相对疏松，神经和为血管壁供血的滋养血管就附着于此。相较而言，动脉的管壁较厚、较圆，而静脉的管壁薄，形状不规则。血管内壁并非绝对光滑，内层的内皮细胞常向内凸起，这种结构扩大了与血液的接触面积，加速营养和废物的运输。

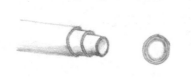

图2　正常人体血管的三层结构

# 5

## 人老了会长白头发，血管老了会怎么样呢？

血管的老化原因是多方面的。一方面，老化的血管会逐渐失去弹性，变得僵硬；另一方面，血管壁的垃圾越积越多而形成斑块，会造成管腔的堵塞，妨碍血液的流通。大动脉老化后弹性和储血能力会降低，导致更多的血流快速流向末梢血管和脏器，导致末梢血管和脏器损伤，比如心脏、大脑、肾脏等，危害健康，这也是引起高血压的原因之一。而静脉老化后也同样会出现弹性下降，血管扩张、变形，用来保证血液回流的单向阀门——静脉瓣，也会老化变形，失去防反流功能，进而使血液倒流，诱发静脉曲张。

## 6

## 特殊的动作或姿势会影响血管功能吗？

　　健康的生活方式以及适当的体力运动对血管功能有益处。与之相对，不良的生活方式或者一些不良的生活习惯会引起血管的病变，增加疾病风险。以下几个姿势一定要引起注意：一是久坐不动。长时间处于坐位会导致下肢静脉血流缓慢，血液淤积在血管中不但会影响血管内的血液流通，还会大大增加血液凝结成块，形成静脉血栓的风险，因此坐久了一定记得要活动身体，下肢肌肉收缩可以有效改善血液淤滞；二是跷二郎腿。不要小看这个动作，跷二郎腿的时候小腿外侧正好受到膝盖的压迫，此处有一根重要的血管叫胫前动脉，是小腿三根主干动脉之一，因此，长时间跷二郎腿可能会造成小腿长时间缺血，对肢体健康不利。

# 什么是糖尿病足？

　　糖尿病足是糖尿病的常见并发症，是由于血管和神经病变引起足部发生溃疡、感染和组织破坏的疾病。因为糖尿病患者常有多种代谢紊乱，他们的血管、神经病变常见，因此是糖尿病足的高发人群；神经病变导致感觉不灵敏，患者常常意识不到自己的脚已经破溃出血，加重了感染风险；血管病变导致供血不足，组织营养匮乏，伤口不易愈合。起初患者可能只是在长时间走路时感到腿痛，走不远，也称"间歇性跛行"。这一阶段属于糖尿病足前期，还没有发展到糖尿病足的程度。随着病情发展，可能发生持续的疼痛，称为"静息痛"；如果皮肤破溃易继发感染，脚深层的组织发生溃烂、坏死变黑甚至全脚坏疽而无法行走，最终为了保住性命不得不截肢。一旦皮肤破损不愈合，则真正进入糖尿病足阶段。糖尿病足起病隐蔽，不易被察觉，因此，糖尿病患者一定要经常关注足部变化，如出现足部毛发消失、皮肤破溃出血等征兆就要及时就医。

# 8

## 患糖尿病足的人多吗？

据统计，我国糖尿病足人群总数量大致在500～600万人以上。这么多年来，人们的经济条件有了明显的改善，比起20世纪，吃得越来越多，越来越好，动得却相对越来越少。人们生活方式的改变，导致糖尿病患者数量快速增长，这是导致糖尿病足患者同步增长的根本原因。然而，大家对糖尿病足的认知，却远远没有赶上糖尿病足患者数量的增长速度。如果大家在自己的朋友圈微信群里询问"你听说过糖尿病足吗？"，想必回答听说过的人，可能连10%都不到。实际上，糖尿病足以老烂脚这个名字出现在大家的社交圈里应该已经有很久了，而糖尿病足这个病，也不是什么新发疾病，据说我国古代的医书中就早有记载。因此，应该向大众普及糖尿病足这样一个高发而又不为人知的疾病知识。

## 糖尿病足和下肢动脉硬化闭塞症是一回事吗?

糖尿病足与下肢动脉硬化闭塞症是两种病,这两种病既类似,又不同。糖尿病足可以理解为一切由糖尿病引起的足部病变,包括缺血、感染和神经功能异常。其中引起缺血的原因,往往是糖尿病造成的下肢动脉狭窄闭塞,这样的糖尿病足和下肢动脉硬化闭塞症是有类似之处的。然而下肢动脉硬化闭塞症患者,却并非都罹患糖尿病,高血压、高血脂或者长期吸烟,都可以引起下肢动脉硬化闭塞症,并出现和糖尿病足类似的症状,比如步行能力变差、距离缩短、静息痛、脚趾发黑坏死等。因此,糖尿病足与下肢动脉硬化闭塞症不可混为一谈,两者在治疗上也有差别,切勿给它们画上等号。

# 糖尿病患者是不是特别容易得糖尿病足？

据统计，我国50岁以上的糖尿病患者中，糖尿病足的年发病率为8.1%，而30%的糖尿病患者会在以后的日子里出现糖尿病足。因此，糖尿病患者发生糖尿病足的概率还是比较大的，但也不是所有的糖尿病患者都会发生糖尿病足，这除了和个体差异有关之外，对于其他高危因素的防控，可能也起到了很大的作用。为了避免糖尿病患者出现糖尿病足，首先就是要控制好血糖，定期检测血糖，均衡饮食，适当运动；其次就是要尽量避免高血压、高血脂的发生，严格戒烟，从而尽可能地减少引发糖尿病足的危险因素。

## 11

## 平时腿总是受凉，会引起糖尿病足吗？

　　受祖国传统医学的影响，我们国家的中老年人，基本上都非常重视双腿的保暖，觉得腿长期受凉不是什么好事，会落下各种病根。而年轻人，往往都对腿的保暖不以为然，大冬天不穿秋裤的大有人在。那么腿总是受凉，会不会引起糖尿病足呢？其实，对于有糖尿病的中老年人来说，腿部总是受凉，和发生糖尿病足之间没有必然的联系，充其量有可能会因为腿部血管收缩而诱发肢体缺血，这和糖尿病足的发生还是有很大区别的，日常生活当中只要做好一般的保暖措施就可以了，不用过分关注。而如果是糖尿病足确诊患者，就不一样了，因为寒冷会使血管收缩，使本就缺血的肢体雪上加霜，缺血所引起的各种症状也就会加重，长期受凉会使糖尿病足越发严重，因此，糖尿病足患者需要着重做好双腿的防寒保暖工作。

## 12

## 吸烟会引起糖尿病足吗？

吸烟对身体百害而无一利，这是毫无疑问的。那么吸烟和糖尿病足有关系吗？对于本身就有糖尿病的患者，吸烟会严重影响血管健康，直接引起血管痉挛，长期吸烟还会损坏血管内膜，引起血管内垃圾堆积，加重动脉硬化，因此，吸烟绝对是诱发糖尿病患者糖尿病足的高危因素。糖尿病患者本身就很容易出现血管病变，导致糖尿病足，再加上糖尿病患者还常常合并高血压、高血脂，如果在这些高危因素之上再加上吸烟，那无疑是雪上加霜。因此，糖尿病患者应当严格戒烟，当然，还应该尽量避免接触二手烟，尽可能降低糖尿病足发生的可能性。

## 肥胖会引起糖尿病足吗？

引起糖尿病足的根本原因是糖尿病，而不是肥胖，因此肥胖不会直接引起糖尿病足。不过肥胖虽然不会直接引起糖尿病足，但肥胖已被证明是糖尿病的高危因素之一。换言之，一个肥胖的人比一个正常体重的人要更加容易得糖尿病。导致 2 型糖尿病的本质原因有两个，一是人体对胰岛素不敏感了，即"胰岛素抵抗"，二是自身分泌的胰岛素不够用了，即"胰岛素分泌不足"。当负责体内降糖工作的核心即胰岛素发出降糖指令时，身体含脂肪太多，会使参与降糖工作的各种细胞也呈现消极怠工的状态，不好好发挥降糖功能，导致体内的糖分无法被消耗，血糖降不下来，就会导致高血糖状态，长期的高血糖状态就会变成糖尿病。所以肥胖的人更容易血糖升高，出现糖尿病，而得了糖尿病如果还不减肥不控糖，就有可能诱发糖尿病足。

# 14

## 不爱运动的人容易得糖尿病足吗？

首先，不爱运动的人更容易得糖尿病。很多人以为糖尿病只和我们吃什么相关，其实，运动量和糖尿病之间也有密切关系。一方面，不爱运动的人会容易发胖，肥胖与糖尿病间的关系已经得到了大量医学研究的证明。另一方面，运动本身能够很好地消耗身体里多余的糖分，有助于降低血糖，继而预防糖尿病。因此，医学界建议通过运动预防糖尿病，或者通过运动辅助治疗糖尿病。其次，不爱运动的糖尿病患者，确实更容易得糖尿病足。我们知道，运动时，全身的血液循环都会得到加强，这就有助于维持血管的畅通，相当于水管里的水流不断冲刷，本身就能起到清除水管里的垃圾的作用。因此，虽然不能说不爱运动的人"容易"得糖尿病足，但是不爱运动的人更容易得糖尿病，而不爱运动的糖尿病患者，也更容易得糖尿病足。

## 15

## 高血压、高血脂会引起
## 糖尿病足吗？

高血压、高血脂，并不会直接引起糖尿病足，但是高血压和高血脂都是糖尿病的高危因素。我们经常听说的"三高"，不就是高血糖、高血压、高血脂吗？这三种疾病之所以被同时提到，主要是因为三者之间会互相影响互相促进，共同给我们的健康带来隐患。相较于正常人，患有高血压高血脂的患者，发生糖尿病的风险相对更高。而对于糖尿病患者，如果同时合并高血压高血脂，那他腿上的血管出现狭窄闭塞的可能性就会高得多。原因很简单，高血压会对血管造成直接的物理损伤，导致动脉硬化，血管狭窄闭塞；而高血脂则会使得血液变得黏稠，影响血管的正常功能，导致血管壁上垃圾的沉积，最终引起血管狭窄闭塞。因此，虽然高血压和高血脂不会直接引起糖尿病足，但会增加普通人发生糖尿病的风险，也会使糖尿病患者血管堵塞，以致发生糖尿病足的风险升高。

# 16

## 动脉中的斑块会消失吗？

动脉中的斑块，其实是人体自身血管老化的表现，就像水管一样，随着使用时间的延长，一定会出现生锈或者管壁腐蚀的情况。在清理水管时，我们会发现有一些污垢无论使用什么方法都无法去除，非常顽固，这也和我们动脉里的斑块一样，一旦长出来，就很难通过人为干预使其消失。但也不必过于担心，虽然我们没有办法使动脉斑块彻底消失，但我们可以控制斑块的生长速度，或者使其更加稳定，变成一只被驯服的"小绵羊"。平时医生会建议动脉长斑块的患者控制血脂、血压、血糖、体重，同时要戒烟、适当运动、均衡饮食，这些方法都能使动脉斑块更加稳定并且还有可能减缓动脉斑块的生长速度。所以，我们不必追求动脉斑块的消失，只要不造成血管狭窄闭塞，稳定的斑块对健康也无大碍。

# 17

## 有糖尿病手这种病吗？

有关糖尿病足大家可能已经了解一些了，那么有的读者可能会问了，有糖尿病足，那有没有糖尿病手呢？一样都是血管狭窄堵塞，手上会不会有同样的疾病呢？其实是没有糖尿病手这种病的，上肢和下肢的运动强度不同，就像孩子的饭量没有成人大，上肢对血供的需求，相对没有下肢高，所以即使发生缺血，上肢也很少出现缺血症状。不过，如果糖尿病患者长期血糖控制不佳，手上也确实有可能会出问题，最常见的就是糖尿病周围神经病变所引起的手部的感觉异常。这种症状最常出现在手指尖，例如手指感觉麻木、指尖针刺样疼痛、手指虫咬感等。如果糖尿病患者出现了这些现象，就要考虑是不是糖尿病周围神经病变了，应当及时前往内分泌科门诊就诊。

# 18

## 糖尿病足会遗传吗？

自己得了某一种疾病，大家就会很自然而然地关心这种疾病会不会遗传，会不会影响自己子女的健康。其实从严格意义上来说，糖尿病足是不会遗传的，但是糖尿病则是一种非常容易遗传的疾病。父母有糖尿病的，子女就属于有糖尿病家族史，也就是糖尿病高危人群，因此就需要格外警惕糖尿病的发生。而糖尿病足的根本病因是糖尿病，如果你没有糖尿病，那么一般就没有必要担心自己会不会得糖尿病足。因此，糖尿病足患者更需要担心的，是自己的子女会不会得糖尿病，而不是糖尿病足。养成健康的生活习惯，均衡饮食，适度运动，那么就能有效地降低后天因素引发糖尿病的可能性。

二

身体出现哪些信号，
提示你可能得了糖
尿病足呢

# 19

## 脚上的皮肤、毛发、趾甲出现异常，是否是糖尿病足的极早期表现？

我们知道，糖尿病足常常是因为腿上的血管出了问题。类似于溪流缺少水源，土地变得干枯。当腿上的血液供应不足时，由于小腿和脚上的皮肤处于下游，会变得干燥，起皮，甚至由于汗腺供血不足，还会出现不易出汗的表现。此时，皮肤颜色看上去苍白或者紫红，并且摸上去缺乏弹性、干瘪、皱缩。另外，腿上的毛发就像岸边的植被，汗毛会脱落，变得稀疏。最后，脚趾甲因为缺乏营养，容易感染真菌，变得发黄或增厚，甚至会翘起或者出现脱落。这些都是糖尿病足可能出现的早期表现，如果出现这种情况，一定要引起重视，尽早到专业的血管外科门诊就诊。

## 开水滴在脚上不觉得痛，
## 会是什么病？

平时如果身体不小心碰到烧开的开水壶，我们会感觉很烫很疼，这是皮肤里面很多敏感神经感受到的，它们会告诉大脑："有危险！"然后大脑会出现疼痛的感受，再通过指令让身体做出反应。因此，当我们皮肤的神经末梢损伤以后，就不能感受到开水（高温烫伤）的危险，大脑也就感觉不到疼痛。而糖尿病足就会导致末梢神经的破坏，往往是脚或者手先出现发麻，有些则像蚂蚁爬在皮肤上的感觉，甚至会像针刺一样。而严重的就可能出现神经感觉丧失，开水滴到脚上都不会觉得痛。如果糖尿病患者出现这些表现，就要高度怀疑糖尿病足。当然，还有其他疾病也会导致感觉失灵，这需要专业的血管外科医生来帮忙判断。

# 21

## 为什么以前一口气能走一两千米，现在却只能走一两百米？

老年人走路不舒服，走个几百米就会觉得小腿酸痛，需要停下休息，这种病症称为"间歇性跛行"，很多情况下是由于腿上动脉血管出了毛病。其实血管就跟水管一样，年纪大了也会老化，长期糖尿病会导致血管狭窄，引起腿上血液减少。而人在走路的时候，血流会加快，给肌肉带去能量，同时送走"废料"，这时候需要更多的血，如果碰上血管狭窄，流通不畅，血液供应不足就会加重缺血。缺血会让肌肉运作不灵，就走不了路了。当然，还有些老年人有腰椎间盘突出的毛病，也可能会出现"间歇性跛行"，这时候就需要专业的医生帮忙区别和判断了。

# 22

## 不走路的时候脚也痛，会是什么病？

前面我们提到"间歇性跛行"，如果是动脉血管狭窄引起的这种病没有得到规范治疗，病情会不断加重，能正常行走的距离会越来越短，最后严重到不走路时候脚也痛，这种现象就称作"静息痛"。疼痛主要集中在脚趾或者足部，缺血严重的还会伴有皮肤破溃、糜烂、发臭。疼痛在晚上睡觉的时候会明显加剧，影响睡眠。而人坐起来将脚下垂，疼痛能够稍微缓解，使得部分患者需要坐着睡觉，难以休息。糖尿病足的早期就会出现"静息痛"，而且往往会合并烂脚、化脓、恶臭。出现这种状况就尽快去血管外科门诊就诊吧，不能再耽误了。

## 23

## 为什么小脚趾磨破了皮
## 几个星期了还不好？

常常有糖尿病患者因为自己小脚趾磨破了皮，但是过了几个星期了还不好，于是去医院寻求治疗。没有经验的医生，可能会以为只是简单的伤口感染，伤口消消毒，换换药，用点抗生素，以为慢慢就会好的。然而好多这样的患者，往往是越治伤口越大，等找到血管外科医生的时候，甚至整个脚趾都烂了。糖尿病患者如果出现这种情况，就应该要警觉，自己是不是得了糖尿病足。如果是因为腿上的血管堵塞，导致糖尿病足，从而引起脚趾皮肤破溃、糜烂、坏死的话，单纯的伤口治疗和抗感染治疗，往往是无效的，有时候还会越治越烂，越治越坏，最后严重的甚至要把整个脚趾截掉。因此，一旦糖尿病患者出现这种情况，建议去血管外科门诊就诊，以免耽误治疗。

## 24

## 为什么一只脚冷一只脚热？

俗话说寒从脚起，但一只脚冷一只脚热的情况您听说过吗？这种情况在糖尿病患者中并不少见，原因往往是一条腿的血管堵塞，导致脚的供血不足。脚冷往往是缺血的初期症状；之后可能发展为走一段路后下肢酸麻、酸痛，需要休息一段时间才能缓解；如果此时得不到有效治疗可能发展为休息时依然出现疼痛；最终可能会演变为脚趾发黑、溃烂、坏死。因此，糖尿病患者如果发现自己一只脚冷一只脚热的情况一定要重视，尽早去医院就诊，以免耽误治疗。

# 小腿总是抽筋，会不会是糖尿病足？

不知道大家有没有过这样的经历：半夜睡得正香，小腿肌肉突然"拧"成一团，随后一阵剧痛猛地把你唤醒。你可能说："这是抽筋了，补补钙就好！"可小腿抽筋只是缺钙这么简单吗？这会不会是糖尿病足的表现呢？我们知道，肌肉需要血液的滋养，在运动的时候，对血液供应的要求就更高了。而糖尿病会导致腿上的血管狭窄甚至闭塞，引发下肢肌肉缺血，进而造成小腿酸胀疼痛和抽筋。因此，糖尿病足引起的小腿抽筋好发于运动时，而很少在睡觉时出现，这也是跟缺钙、受凉或者其他神经系统疾病引起的抽筋相区分的小方法。我们还是提醒朋友们：如果经常抽筋，还是要到血管外科或骨科仔细查找病因。

# 26

## 一条腿粗一条腿细，可能是糖尿病足吗？

两条腿粗细不同的原因可能有很多，比如因为卒中偏瘫后一侧肢体长期不动导致肌肉萎缩变细，或是一侧下肢静脉堵塞血流回流受阻导致肢体肿胀变粗。对于糖尿病患者，除了考虑上述原因外，也应该考虑是否存在下肢动脉疾病导致肢体长期血供不足，引起肌肉萎缩的可能。在这种情况下，除了两条腿粗细不同之外，还可能出现细的那一条腿，经常发凉、发麻、走一段路之后下肢酸胀疼痛等情况，以上这些极有可能是糖尿病足早期的症状，一旦发现，千万不要拖延，早点去就诊。

## 诊断糖尿病足的依据有哪些?

诊断糖尿病足,首先第一点,患者一定患有糖尿病,血糖长期处于较高水平,才是导致糖尿病足的根本原因,血糖一直正常的人自然不可能得糖尿病足。如果糖尿病患者,出现诸如腿脚发凉,步行距离缩短,走一小段路就得休息一阵,足部疼痛,足部麻木,感觉异常等症状,就要高度怀疑是不是患上糖尿病足的前兆。在此基础上,医生往往会要求看看患者的脚,看有没有汗毛稀疏、皮肤角质增厚皱缩、颜色苍白或青紫、脚指甲增厚变形等体征,触摸足背动脉有没有搏动。如果有以上表现,那么基本可以诊断为糖尿病足。最终确诊则需要下肢动脉CTA或者下肢动脉超声来明确。

## 28

下肢血管堵塞的糖尿病患者，
一定是糖尿病足吗？

由于糖尿病非常容易导致血管堵塞，因此在临床上经常发现糖尿病患者身上的动脉有狭窄闭塞。而血管狭窄闭塞，又是导致糖尿病足的重要原因。那么问题来了，是否只要是糖尿病患者出现下肢血管狭窄闭塞，就一定是糖尿病足呢？其实这是不一定的。因为整个下肢的血管非常长，包括位于小腹的髂动脉，一直到足部的足背动脉等。有时如果闭塞的血管比较短，或者只是一段狭窄，又或者闭塞的血管并不是主干，这种程度的血管病变，常常不足以引起相应的缺血症状。而诊断（或高度怀疑）糖尿病足，则至少要求患者存在下肢缺血的相关症状，比如步行功能减退、下肢疼痛，或者足部溃烂。没有下肢缺血症状的糖尿病患者，通过检查发现了下肢血管的轻度病变，那就不是糖尿病足，只是需要提高警惕而已。

## 29

## 什么叫"犯罪血管"？

腿上的血管其实和马路上的车道一样，有的地方只有一条道，有的地方不止一条道。对于糖尿病足患者来说，有可能整条腿上的血管，都或多或少有一点问题，而真正引起患者走不动路、腿痛等症状的那条出问题的血管，就叫作"犯罪血管"。在血管手术的过程中，医生将这根血管视作手术治疗的关键，只有将这根血管开通，才能保证改善患者的缺血症状。而除了"犯罪血管"之外的血管，手术治疗的重要性相对靠后，甚至暂时药物保守治疗也未尝不可。特别是对于全身情况较差的患者，为了尽可能节约手术时间减少手术创伤，在手术过程中，血管外科医生会将有限的时间用在刀刃上，主要处理"犯罪血管"。

# 30

## 糖尿病足患者腿痛，一定是糖尿病足引起的吗？

腿脚疼痛，是中老年人生活当中常常有的不适症状，有时还经常伴有腿部麻木、酸胀、乏力之类的感觉。而腿痛，同时也是糖尿病足前期最常见的症状之一，那么腿痛，是否就一定是由糖尿病足引起的呢？其实并不一定。我们知道，中老年人是糖尿病以及糖尿病足的高发人群，但是由于年龄的增长，另一种在中老年人当中相当常见的疾病，也有可能引起腿痛的症状，那就是腰椎病。提起腰椎病，它在人群当中的知晓度要比糖尿病足高出许多，然而这两种疾病引起的症状非常容易混淆，都有可能出现走路走不远，走多了出现腿酸腿痛的症状，好多医生甚至都不知道这两种疾病引起的腿痛要如何鉴别。因此，糖尿病足患者腿痛，一定要找专业的血管外科医生仔细鉴别，以免延误治疗。

## 没有疼痛症状就一定不是
## 糖尿病足吗?

　　对于糖尿病患者来说，可能会合并肢体末梢神经感觉减退的情况，使得患者对于足部的磨损或溃疡引起的疼痛并不敏感，从而对这类问题掉以轻心，以为只是非常小的毛病，时间一长，如果病变没有得到有效的处理可能最终就发展成了糖尿病足。所以糖尿病患者即使没有下肢疼痛症状，也应该仔细检查足趾、足底和足背等位置是否存在未愈的创面，以及是否存在步行能力明显下降的情况，及时就诊，避免创面扩大至难以愈合，同时应重视糖尿病周围神经病变的治疗，尽量恢复正常的末梢感觉功能。

# 32

## 糖尿病足一定和血管病有关吗?

糖尿病足是指糖尿病患者下肢血管神经出现病变,导致足部供血不足、感觉异常,并出现溃烂、感染症状。糖尿病足的病因包括糖尿病周围神经病变、糖尿病血管病变或者是感染,其中任何一项都可以导致糖尿病足。糖尿病引起腿上血管堵塞,造成肢体缺血,步行能力下降,下肢疼痛,足趾溃烂发黑坏死,这是糖尿病足的最常见表现之一。而糖尿病引起肢体神经病变,导致感觉障碍,丧失痛觉,脚上受了伤自己却感觉不到,导致伤口反复摩擦溃烂不愈合,这也是糖尿病足的常见表现之一。因此,虽然伴有血管病的糖尿病患者,确实极易出现糖尿病足,但糖尿病足却并不全都和血管病有关。

## 血管病引起的糖尿病足和其他原因引起的糖尿病足有什么区别？

除外血管疾病引起的糖尿病足，糖尿病周围神经病变，也可引起糖尿病足。其中后者引起的糖尿病足以足部神经病变为主，足部血液循环比较好，所以患者感觉到的主要不适是以麻木、干燥或者虫咬感为主，但是疼痛并不太明显，针对此类糖尿病足治疗的重点往往放在控制血糖和改善神经功能方面。而血管病引起的糖尿病足，神经功能相对比较好，前期往往表现为发凉、疼痛的症状，皮肤可以苍白或发红，同时伴有步行功能减退，脚上动脉搏动减弱或消失，这样的症状若不及时治疗，最终一发不可收拾，肢体坏死需要截肢的可能性极高，治疗重点在于开通狭窄闭塞的血管，恢复足部血供。

## 34

## 除了糖尿病足，还有什么其他疾病会引起腿脚不便吗？

俗话说人老不以筋骨为能，随着年龄增长，身体机能下降，腿脚不便成为常态。下肢运动需要骨骼、神经、血管、肌肉等系统协调配合，任何环节出问题都会导致腿脚不便。总体来看，引起腿脚不便的常见原因有三。第一是膝关节或髋关节的退化，往往由常年劳作磨损和年纪渐长自然老化所导致，常见的表现是走路时髋关节或者膝关节疼痛。第二是颈椎病和腰椎病，引起神经压迫，造成腿脚不便，常见的表现是步行距离缩短，走不远就需要休息，或者走路不稳，走路腿疼。第三就是血管病，而糖尿病足就是其中之一，往往因下肢血管狭窄或闭塞，引起血液供应不足、肌肉营养物质缺乏，早期同样会造成步行距离缩短，走两步就要休息一下，很容易和骨科的腰椎病颈椎病混淆，需要专业的血管外科医生仔细鉴别。

# 血管堵塞和狭窄有什么区别?

　　下肢血管就如同运输血液的管道一样将心脏泵出的血液源源不断地输送到大腿、小腿及足部，为这些部位提供营养。随着年龄的增加，这些管道使用时间已久，就会出现一些磨损，管道的壁就会出现许多增生的动脉粥样硬化斑块，如同水管里的水垢一样，长年累月地在管壁上越积越多。当这些水垢（增生斑块）越来越多，就会导致管腔狭窄，但仍有少量血液可以通过这些输血管道运输至大腿、小腿和足部，称为血管狭窄，往往会出现走路走不远、小腿酸胀疼痛，但休息一下就能缓解（图3）。如果没

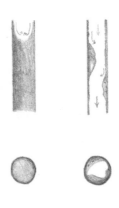

图3　血管堵塞和狭窄的区别

41

有及时治疗，水垢继续增多将管道完全堵住，几乎没有血液可以通过这些管道时，就是我们常说的血管堵塞，这种情况下就会出现不走路腿也痛，或者脚上伤口经久不愈，溃烂发黑的严重表现。

# 三

# 糖尿病足常用的
# 检查手段有哪些

# 36

## 腿上哪几个地方能摸到动脉搏动？

和颈部、手腕能摸到脉搏一样，人的腿上其实也有几处可以摸到脉搏。由大腿到足部可摸到的动脉搏动分别有4处：① 股总动脉，位于大腿根部偏内侧，在腹股沟韧带中点稍下方可触及其搏动，这个位置一般要平躺才能摸到。② 腘动脉，位于膝关节后方，普通人以及非血管外科医生，想要摸到这个位置的搏动是比较难的，一般不推荐大家尝试。③ 足背动脉，位于足背部，大脚趾和二脚趾的两根筋的中间，靠近踝关节的位置，这个地方的动脉搏动往往很容易摸到。④ 胫后动脉，位于踝关节内侧，脚后跟的上方，跟腱前方的凹陷里，这个位置的动脉搏动比较难摸，不推荐尝试（图4）。如果发现自己这几处原本有动脉搏动的位置，突然摸不到搏动了，并且伴有步行困难甚至疼痛的症状，建议尽早到血管外科就诊。

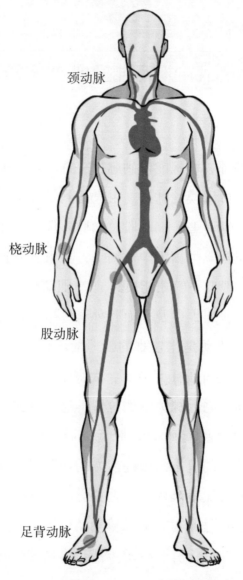

颈动脉

桡动脉

股动脉

足背动脉

图4　人体可以触及动脉搏动的位置

# 37

## 脚的肤色是红好？还是白好？

　　大家都知道，健康的肤色是白里透红的。血管外科医生判断一只健康的脚的颜色，标准其实也是这样，太白或者太红，都不是健康的颜色。脚上缺血，其实既可以出现肤色苍白，也有可能会呈现出不健康的紫红色，类似于淤血的状态。表皮白皙，透出红润的颜色，代表足部血运充足，循环良好；而相对的，颜色苍白则往往预示着足部血运不佳，含氧量较高的动脉血无法有效地到达足部血管；如果缺血时间长，程度重，脚上血管血流淤滞，甚至即将出现坏死，就有可能会出现紫红色。同时，脚上缺血一般伴有皮肤温度的降低，也就是手背触摸脚部皮肤有冰凉的感觉。发现脚部颜色苍白或发紫并伴有皮肤温度低，且这种症状长期不能好转时，应尽早到正规医院血管外科就诊、检查。

# 怎么判断肌肉是否萎缩？

可以从三个方面来判断是否发生了肌肉萎缩，以最常见的小腿肌肉为例。一看，两侧的腿肚子是否一样粗，看有没有出现皮肤凹陷，肌肉松弛下垂。二动，让患者活动一下肌肉和对应关节，力量跟以前、跟对侧肌肉作对比。三摸，手摸上去，腿肚子松弛，不够饱满，比正常时候缩小。另外，也可以用皮尺进行测量比较。糖尿病足的患者，因为长时间行走不便，运动量不足，就可能会导致肌肉萎缩，影响生活质量。

# 39

## X线片能诊断糖尿病足吗?

X线片并不能够诊断糖尿病足，X线片一般用于诊断骨骼疾病、肺部疾病、肢体是否存在骨折、肺部有没有炎症等信息，但是对于肢体血管疾病的诊断帮助不大，所以通过X线片诊断糖尿病足很难实现。怀疑糖尿病足的患者，除了需要进行相关病史的询问和体格检查之外，最常用的影像学诊断技术还是下肢动脉超声或CTA，当然，目前诊断糖尿病足血管病变最准确的手段还是动脉造影，需要住院后在手术室中进行。

# 40

## 为什么测量手上脚上的血压，就能诊断血管病？

简简单单量个血压，通过测量四肢血压的数值，就可以简单判断血管的健康情况，及早发现和诊断血管病，这听上去有点不可思议吧？但其实这是血管外科常用的检查方式，叫周围血管无损伤检查。其原理非常简单，一根水管里的水，从一头流向另一头，理论上两头的压力应该差不多。如果另一头压力明显降低，那么说明中途水管可能有堵塞的情况。同样的，如果一个人脚踝处的血压，只有手臂血压的80%不到的话，那么很有可能这一路上有哪个地方的血管血流不通畅，往往提示主动脉或下肢动脉有狭窄、闭塞等病变。这个检查不用打针，没有辐射，快速、高效、无创、廉价，是血管外科非常普遍而又极其重要的辅助检查方式。

# 血管超声检查能诊断糖尿病足吗？

血管超声检查是诊断血管疾病非常常用的一种检查方式，可以观察到血管是否存在狭窄闭塞，以及血管中血流的方向、速度、波形、流量等。血管超声的优点是无创、快速，而糖尿病足患者中并发下肢血管病变的比例很高，因此血管超声非常适合用于糖尿病足的筛查以及初步诊断。然而血管超声也有它的局限性，那就是它没有办法整体地对血管病变进行评估，因此，对于如何治疗、如何制定手术方案不具备参考价值。超声只是初步的诊断，需要进一步检查明确诊断后，才能完整地制定糖尿病足的治疗方案。

# 42

为什么血管超声已经诊断了血管病，医生还要求进一步检查？

我们知道，血管超声可以快速地判断并发现糖尿病血管病变，但评估结果尚不能指导治疗。为了进行更细致的评估，血管外科医生在看到血管超声报告发现问题之后，还会祭出两大法宝：那就是动脉节段测压（也叫周围血管无损伤检查）和下肢动脉CT血管成像（也就是CTA，大家平时习惯称为血管增强CT）。前者能评估下肢动脉的缺血程度，帮助医生判断患者的缺血是否已经达到需要做手术的程度。而后者可以精确地进行血管病变的整体和定位诊断，医生也可以凭借CTA判断能否手术，以及选择何种手术方式。

# 43

## 平扫CT、增强CT、CTA 到底有什么区别?

平扫CT、增强CT、CTA是3种不同的检查。平扫CT又被老百姓称为"普通CT",就是检查时患者直接躺下后做CT检查。那么增强CT又"强"在哪里呢? 增强CT是通过静脉注射将造影剂注入静脉,通过造影剂来增强组织的显像,从而更清楚地观察感兴趣的组织和器官。增强CT主要用于肿瘤或者一些特殊病情的评估。类似的,CTA检查也需要注射造影剂,但这个A其实是动脉的意思,在造影剂大部分还停留在动脉时就进行扫描,从而更好地再现动脉的结构和形态,因此,也可以将CTA理解成专门用于显示动脉的"增强CT"。

# 为什么有时候一定要做CTA？

CTA能精确和完整地描绘出从腹主动脉直至足部动脉的完整血流和管壁情况，以及血管和周围器官、骨骼和肌肉的关系，特别是对隐藏在小腹深处的髂动脉和纤细的小腿动脉，也几乎不会漏过一点细节，这一点，血管超声检查实在能力有限，不可替代。因此，CTA能精确和全面地作出定性和定位诊断。要知道，当医生建议患者去做下肢CTA检查，是经过深思熟虑的，往往已经从病史询问、体格检查、血管超声和下肢动脉节段测压等多方面综合考虑之后，判断患者需要更精确的诊断，或者亟须根据CTA的结果来制定手术方案。因此，当血管外科医生强烈建议患者做CTA的时候，还请多多配合，一切都是为了治好疾病。

# 45

## 血管造影和CTA是一回事吗？

血管造影和CTA其实并不是一回事。两者都能用于诊断血管的病变，但有所区别。血管造影一般指在X线的透视下，向患者血管内注射造影剂，直接动态观察造影剂流经的血管结构；CTA的全称是计算机断层扫描血管造影，是在血管内注入对比剂后对血管进行CT检查，虽然也叫血管造影，但是得到的是全身血管的静态成像。血管造影属于一次小型的手术，需要通过导管把造影剂定点释放到需要观察的血管的位置，一般需要住院才能完成；而CTA只需通过在手臂的静脉上打一针来注射造影剂，待全身造影剂达到一定浓度后就可以进行CT扫描，门诊就能完成。血管造影是诊断一些动脉阻塞性疾病的金标准，价格也相对较为昂贵；CTA简单快速，创伤小，性价比高，但只能作为初步诊断的依据，不能指导手术治疗，分辨率和准确性不及血管造影。

# 46

## 做血管造影要住院吗？

对于这个问题，首先要搞清楚血管造影是什么。一般来说，造影是指血管造影，简称DSA（图5），和CT、X线片的最大区别是，造影相当于是给血管拍录像，能看到血液在血管里流动的动态影像，而CT或者X线片则是拍照片，获得的是静态的图像。同时，造影通过电脑处理，可以消除骨头肌肉等非血管组织的干扰，使血管能够清晰显示。然而这个血管的录像也没那么容易拍，往往需要在手腕或者大腿根做个动脉穿刺，属于一个小手术，因此需要住院，并且按照手术的要求进行术前检查和术后管理。

# 47

## 为什么医生光看CTA文字报告不够，一定要看CTA的片子？

有的患者可能遇到过这样的情况，找医生看病，给医生看外院的CTA报告，医生却说光看报告不行，必须要看片子，有时甚至其他医院的片子还不行，一定要看自己医院的片子。这是不是在故意刁难啊？请大家一定要理解，这绝不是故意为难患者。CTA的报告，虽然包括了文字描述和结论两个部分，但是报告的文字往往比较笼统，并且缺乏一些重要的细节信息，诸如血管病变长度，血管直径等。而直接看片子，则可以给医生一个最直观的感受，对血管病的诊断和治疗起到极大的指导意义。有时候外院的片子没有把所有重要位置的图像全都显示出来，或者能看清但是却没有比例尺无法测量，这时医生就会请患者按照要求再进行一次CTA检查，以明确患者的病情以及后续的治疗方案（图6）。

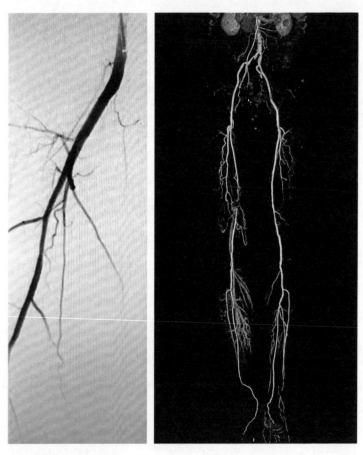

图5　DSA造影　　　　　图6　CTA

# 48

## 诊断糖尿病足需要做磁共振吗？

对于糖尿病足的诊断，首先要通过问诊，明确患者是否有糖尿病病史，或者有过血糖升高史。明确了糖尿病的诊断之后，再进一步询问是否存在步行障碍、腿脚疼痛等糖尿病足前期相关的症状，并触诊患者腿上的动脉搏动有无异常。最后明确糖尿病足的诊断，判断有无血管狭窄闭塞，则需要做下肢动脉CTA来完成，而非磁共振成像。然而，另一种中老年人非常常见的疾病——腰椎间盘突出，也有可能引起和糖尿病足类似的腿痛、走路腿脚不利索的症状。如果怀疑腰椎疾病，那么为了区分这两种疾病，就可能需要做一个腰椎磁共振，来明确诊断。

# CTA检查前需要做些什么准备工作?

　　CTA检查,可以理解为是动脉增强CT,是诊断血管病非常重要的一种检查方式。由于做CTA需要注射造影剂,因此,在做CTA检查之前,医生一般都会问患者,有没有发生过造影剂过敏,如果曾经发生过造影剂过敏,那么一般不建议再次做CTA。此外,如果患有甲亢,或者严重肾功能衰竭的患者,使用造影剂,也会对患者的甲状腺和肾脏功能造成明显影响,因此一般不推荐做CTA。注射造影剂之后,患者常常会感觉到全身发热、恶心、呕吐等不适感,患者应做好一定的心理准备。为了防止出现呕吐,造成窒息或呛咳误吸,在做CTA之前,患者应当禁食4小时,尤其不能吃固体的食物,只可少量饮水。

# 50

## 哪些人不宜做CTA？

　　CTA，是常见的CT影像和血管造影技术相结合的检查方法，比平时CT扫描多了一个注射造影剂（一般是碘剂）的步骤，而造影剂可以理解为一种化学药物。有过敏病史的人要格外小心，对造影剂过敏，可能出现严重的过敏反应，如全身出现发红、呼吸变得困难等表现甚至导致休克。有些基础疾病，如严重肾功能不全、甲状腺功能亢进者，就不太适宜做CTA检查。另外，为了避免造影剂过敏导致恶心呕吐引发呕吐物窒息，在做CTA前，一般都要求患者空腹，因此，糖尿病患者要准备好巧克力或者糖果等，以备CTA空腹等待的过程当中出现低血糖时食用。

四

# 糖尿病足的治疗

# 51

## 糖尿病足的常用治疗手段有哪些？

糖尿病足是个复杂的疾病，涉及身体的多个方面，多个系统。目前，常见的治疗手段有以下这几个方面：首先是药物治疗，控制血糖的胰岛素和口服降糖药，如二甲双胍、阿卡波糖、格列齐特、瑞格列奈等。同时如果并发了其他的疾病还应该加用其他的药物，如抗生素、营养神经药物、降压药、调脂药、改善微循环药物、抗凝及抗血小板药等；其次是手术治疗：糖尿病足如果合并脚趾溃烂坏死，那么最基础的治疗之一就是换药和清创。根据不同的并发症还需要其他手术，如血管再通术、神经松解术等；此外，还有一些促进创面愈合的理疗手段，如高压氧疗和红外线治疗等。同时，调整生活习惯也是必要的，戒烟限酒、进行糖尿病饮食和合理的运动都是糖尿病足患者需要遵循的生活习惯，并且也是治疗糖尿病足的重要组成部分。

# 52

## 糖尿病足能够根治吗？

糖尿病足是不能根治的，但经过积极的治疗，能让糖尿病足的症状得到明显改善，大部分人可以过上正常的生活。糖尿病足不能根治原因有3个：① 糖尿病足是由糖尿病引起的，而糖尿病属于慢性病，一经确诊就需要长期监测控制血糖，大部分人并不能得到根治，因此糖尿病引起糖尿病足也基本无法根除；② 供应足部的动脉出现狭窄、闭塞等病变后，经过积极的药物、手术治疗，缺血症状能够得到改善，但血管已经无法恢复如初，下肢的血供不可能恢复得和正常人一样，需要长期口服一些药物来维持血管通畅；③ 末梢的神经病变一旦出现，现有的医疗技术只能让患者的神经病变发展速度减缓，或者减轻神经损伤的症状，而并不能使病变的神经恢复正常。

## 糖尿病足容易复发吗？

糖尿病足容易复发，稍有不慎，就容易死灰复燃。导致糖尿病足容易反复的主要原因，有以下3个方面：① 理想的血糖控制，始终是大部分糖尿病足患者难以做好的一门功课，饮食上稍不注意，就有可能导致血糖波动，如果没有定期检测血糖的习惯，则往往会因为血糖升高，而逐渐导致糖尿病足复发；② 糖尿病引起腿上的血管狭窄闭塞，即使通过手术开通了病变的血管，但毕竟经过了维修，不可能恢复如初，能够保持5年的通畅，就很不容易了；③ 肢体末梢的神经如果受到了糖尿病足的摧残，会导致足部的感觉减退，对于疼痛、冷、热等可能都不能够及时发现，导致足部很容易反复受伤，使糖尿病足复发。

## 非手术治疗糖尿病足有些什么方法?

　　糖尿病足并非一定要手术治疗,非手术治疗的主要方法包括:① 门诊换药:保持创面干燥,清洁,避免继发感染,合并局部感染的,可能需要在医生指导下加用抗生素。② 减轻压力:对于合并神经病变,足趾畸形等患者,需穿戴合适的鞋袜,避免创面继续受压,利于创面自我修复。③ 足部的保护及护理:避免足部受伤,每日检查足部是否有新发的破损,创面部位渗出加重,伴红肿、发热等不适立即医院复诊。④ 控制血糖:糖尿病饮食,在内分泌医师指导下合理使用降糖药和(或)胰岛素,监测血糖,定期内分泌科门诊随访。⑤ 药物治疗:遵医嘱使用活血药物、生长因子等促进伤口愈合。⑥ 改善营养状态:合并营养不良的患者需在营养师指导下合理膳食,提高蛋白摄入,以利于创面愈合。

## 糖尿病足保守治疗一定有效吗?

首先,糖尿病足是可以保守治疗的,但是保守治疗是否有效,还得看糖尿病足的严重程度。早期的糖尿病足,如果仅仅有步行功能减退,走路走不远、走不动,走远了就小腿酸胀,甚至只有脚凉,皮肤颜色苍白等轻微症状,那么一般可以保守治疗,控制好血糖,适当使用扩张血管、改善血液循环、防治血管进一步堵塞的药物,并避免足部受伤,通过以上的保守治疗措施,往往能够获得理想的疗效。但如果出现脚趾痛、足部溃疡等症状,说明糖尿病足比较严重了,这种情况下保守治疗效果往往不好,甚至要考虑进行手术治疗。

## 哪些糖尿病足患者适合非手术治疗?

　　有些糖尿病足足部溃疡通过简单的换药可以愈合。有的患者下肢血管病变很轻,可以进行控制血糖、血压、血脂、补充营养、日常足部护理等非手术治疗措施。还有一些患者合并轻度的周围神经病变,可以通过补充维生素$B_{12}$或者营养神经的药物进行非手术治疗。总而言之,症状较轻、没有严重的血管病变的糖尿病足患者适合非手术治疗,无论如何,糖尿病足患者应定期前往医院随访。

# 不吃药不手术，走走路就能治好糖尿病足吗？

　　光靠走路是治不了糖尿病足的，但部分糖尿病足患者进行正确、积极的步行锻炼，确实可以明显改善糖尿病足腿脚不利索、走路走不远的症状。步行锻炼这种治疗方法，主要适用于仅有轻度步行距离缩短的患者。通过步行锻炼，可以促进腿上堵塞的血管周围生长出侧支循环，绕开闭塞的血管，可谓是"曲线救国"，为下游的肌肉供血。因此，对于那些脚上没有较大的伤口和创面而仅有轻度步行障碍的糖尿病足患者，步行运动可以改善走路走不远、腿脚不利索的症状，这样的治疗方法对患者而言是最经济实惠且收益颇多的。

# 58

## 步行锻炼治疗糖尿病足有哪些注意事项？

首先，要保证脚上承重部位不能有皮肤伤口。如承重部位有伤口，步行锻炼有可能反而会加重伤口感染和皮肤磨损，不利于恢复。其次，需要准备一双合适柔软的鞋，保证能够对足部进行包裹和保护，且能够均衡足部各处的压力。最好能使用个人定制鞋垫等，保证足底压力均衡。最后，步行锻炼适可而止，根据自己情况制定步行计划，一般推荐以开始步行到出现腿酸腿痛无法继续行走为1次，每天反复3～4次即可。任何事情，都不能做过头，步行锻炼也是一样，过犹不及，万一加重了病情，就得不偿失了。

## 59

## 常用的治疗糖尿病足的
## 药物有哪些?

糖尿病患者应该加强血糖、血压、血脂的控制,除常用的降糖、降压、降脂药物外,还应增加营养神经和改善下肢动脉血液循环药物,因为糖尿病足的发病与糖尿病的周围神经病变、周围血管病变密切相关;营养神经的药物包括依帕司他、甲钴胺,改善下肢血液供应的药物包括贝前列素钠、西洛他唑等,营养神经和改善下肢血运的药物联合应用,可达到比较好的治疗效果,同时还要根据糖尿病足患者感染情况增加抗感染药物治疗。

# 60

## 治疗糖尿病足的各种药物，疗效如何？

　　治疗糖尿病足的药物有多种类型，按照治疗目的的不同，可以分为以下四类：① 用以控制血糖的胰岛素和口服降糖药，如二甲双胍、阿卡波糖、格列齐特、瑞格列奈等，这些药物是治疗糖尿病足的重要基础，然而这些药物并非按照医生推荐的用法用量就能起到作用，更重要的是还要配合健康的饮食才行；② 抗凝及抗血小板药，如阿司匹林、氯吡格雷、华法林等，这些药物可以抑制血管的狭窄和堵塞，预防和治疗血管闭塞，是保障下肢动脉通畅的重要治疗药物，效果确切；③ 改善微循环药物，如贝前列素钠、西洛他唑、沙格雷酯等，这些药物主要用来改善糖尿病足患者腿脚发凉，步行障碍，疼痛等缺血症状，对于尚不需要手术的患者来说，效果非常理想；④ 抗感染药、营养神经药、降压药和调脂药等都是治疗其他并发症的药物，这些药物主要用于辅助糖尿病足的治疗，并不起到关键作用。

# 61

## 糖尿病足常用药物有哪些不良反应？

糖尿病足患者常用药物当中，容易出现不良反应的主要有控制血糖药物和治疗血管病变药物。

控制血糖药物，主要就是胰岛素和口服降糖药。胰岛素最常见的不良反应就是低血糖，或体重增加。而口服降糖药则根据药物不同，各有各的不良反应，比如二甲双胍常见的恶心、呕吐、腹泻，在此不一一罗列。

治疗血管病变药物，主要包括：① 扩张血管药物：贝前列素钠、西洛他唑、盐酸沙格雷酯等药物。这一类药物的常见不良反应主要有头痛、恶心、心慌、心悸，不过症状都比较轻微，并且一段时间之后就能适应；② 抗凝和抗血小板药：阿司匹林、氯吡格雷、华法林等。这一类药物最常见的不良反应就是引起各种部位的自发性出血，诸如消化道出血、牙龈出血、大便小便出血等，但相对比较少见。

降糖药物和治疗血管病变药物种类繁多，但这些药物都是经过长期的临床使用和实验验证通过的效果好、不良反应小的药物，只要在医生的指导下用药基本上很少出现严重不良反应。即使出现不良反应，仍然可以通过及时调整用药来进一步减轻不良反应。所以，建议患者在用药时应尽量咨询医生，选用合适的药物和剂量。

## 62

## 哪些糖尿病足患者需要手术治疗？

对于足部反反复复不愈合的"溃疡"，或者脚趾发黑"坏疽"的患者，因为存在感染和肢体无法挽救的风险，所以需要尽早进行手术治疗。手术一方面开通闭塞的血管，恢复肢体的血供；另一方面，可能需要对溃烂的伤口进行清创；对于还没有出现脚趾溃烂发黑的患者，如果血管已经堵塞，并且不走路的时候腿都会痛的话，也需要在病情进一步加重之前，尽早进行手术治疗；对于出现走走停停、需要休息一会儿才能继续走路的患者，则需要到医院好好检查，并由专业的血管外科医生来评估是否需要手术治疗。

# 63

## 哪些糖尿病足患者不适合手术治疗?

不适合手术治疗的糖尿病足患者主要是以下3种情况。一种是患者的缺血已经非常严重,下肢大面积溃烂坏死,就算是做手术打通了血管,缺血坏死的部分也不可能恢复如初,那么手术就毫无意义;第二种是如果肢体溃烂的位置和堵塞的血管负责的供血区域不一致,那么即使开通了血管,也无法解决问题,这种时候往往需要仔细分析,导致患者肢体溃烂的病因到底是什么;第三种情况是患者本身身体情况比较差,合并的基础疾病多,难以配合手术,或者手术出现致命性并发症的风险比较高,就不适合手术治疗。

## 64

## 糖尿病足患者手术治疗的目的是什么？

糖尿病足手术，最常见的有两种，一种是血管手术，一种是创面手术，两种手术的目的，各不相同。血管手术无论是微创打通血管，还是血管旁路移植术，其目的都是为了改善肢体的血液供应，从而减轻、改善下肢缺血的相关症状，以免发生组织坏死进一步加重而不得不截肢。创面手术，包括感染化脓组织的切除，以及伤口创面的整形修复。创面的整形修复，有助于肢体恢复正常的功能，避免留下步行困难的后遗症。而清创则以彻底清除感染、坏死组织为目的，以减少新生组织生长的障碍，减轻严重感染时组织间炎症水肿的高张力状态，通过清创可以彻底开放脓腔，使脓液及坏死组织充分引流，同时减轻细菌负荷，有效控制感染，减少坏死组织分解过程中的毒素吸收。

# 65

## 常见的糖尿病足手术方法有哪些？

血运重建手术：所谓血运重建，顾名思义，就是通过各种方法，重建整个肢体的血液供应，缓解患者肢体的缺血，适用于绝大部分存在血管狭窄闭塞的糖尿病足患者。血运重建手术常见的方法，包括腔内微创治疗和血管旁路术。血管腔内手术属于微创手术，对患者损伤小，适用于伴有其他较严重的心脑血管疾病，以及免疫力低年龄大的高龄患者。血管旁路术则适合没法做腔内手术，同时缺血较重，身体总体情况又相对较好的患者。

伤口清创和修复手术：严重的糖尿病足患者，常常出现肢体局部的缺血坏死或者感染，在这种情况下，如果只是单纯通过血管手术恢复肢体的血供，伤口也很难愈合。这时就需要对坏死溃烂的伤口，进行必要的清理和修复，以减轻感染，清除污染组织，促进伤口的愈合，并恢复肢体的功能。

## 什么样的糖尿病足适合微创治疗?

对于糖尿病足合并下肢动脉血流不畅的患者，应尽可能进行动脉血管的开通，改善下肢尤其是脚的血液供应。传统的治疗方法是应用药物或血管旁路术来控制病情，避免截肢。但是，糖尿病足患者的下肢动脉病变往往质地坚硬、范围广泛，极易波及小腿的3根血管（胫后动脉、胫前动脉、腓动脉），药物和血管旁路术治疗效果多不理想。到后期患者往往还是需要手术截肢。相比传统外科手术，微创治疗创伤小，在局部麻醉下就可以实施手术，从而减少全身麻醉对患者的风险。治疗时只要在大腿根部穿刺股动脉，在X线的引导下，将一定大小的球囊输送到动脉狭窄闭塞部位，然后通过球囊扩张，使阻塞的动脉恢复血液供应。因此这种微创治疗方式不仅适合身体情况比较好的患者，更适应于年老、体弱、合并其他器官疾病的患者。相比血管旁路术，微创治疗的优势在于痛苦小、见效快、无特殊禁忌证，而且当患者在术后随访过程中再次出现症状时可以重复多次治疗，最大限度地降低截肢率，保留糖尿病足患者的肢体功能。

# 67

## 什么样的糖尿病足患者适合传统手术治疗？

糖尿病足患者由于腿上的血管狭窄或者堵塞，导致下肢缺血，需要手术疏通血管，将心脏泵出的血引到足部，来帮助脚上的溃疡愈合。传统外科手术是用一根人造血管或者患者自体的一段血管来做血管旁路术。血管旁路术血管的一端缝合在大腿根部的血管上，然后将这段血管从大腿的肌肉之间穿过去，另外一段缝合在膝盖位置的血管上，将血液从大腿根部引流至膝盖以下远端血管。所以这种手术要求两端的血管是正常的、通畅的，不然则不适合血管旁路术。这类传统手术多用于大腿的血管堵塞长度较长而膝盖以下血管正常的患者，如果膝盖以下的血管也不好，即使做了血管旁路，血液依旧无法流到远端的脚上，手术效果将会不理想（图7）。

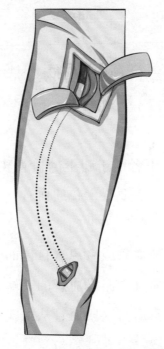

图 7　人工血管旁路手术示意图

## 什么样的糖尿病足患者
## 需要放支架？

糖尿病足患者由于腿上的血管堵塞或者狭窄导致下肢缺血，患者走不动、走不远或者脚上的伤口不愈合。需要手术将堵塞或狭窄的血管疏通来改善这些症状。通过在血管内放入支架，将堵塞或者狭窄的血管撑开让血液流过。但是糖尿病足患者堵塞或狭窄的血管可能存在于大腿、膝盖或者小腿、足部。而小腿远端和足部的血管太细，目前没有足够小的支架可以使用，因此这些位置的血管堵塞，往往只能用气囊疏通而无法放置支架；膝盖处的血管会随着膝关节的运动而弯曲，放入支架可能会折断。所以一般膝盖、小腿远端和足部的血管不适合放支架，而大腿段的血管病变，则可以通过放支架来解决（图8）。

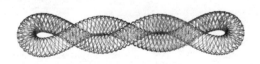

图8　支架示意图

## 什么样的糖尿病足患者
## 不需要放支架?

糖尿病足患者,在专业的血管外科医生的指导下,进行完备充分的检查,结合患者的具体情况,明确判断下肢动脉虽然存在一定程度的狭窄或者闭塞,但是整体血液供应量尚可,没有明显的缺血引起的症状,估计药物治疗就足以改善症状的,则不需要进行手术治疗,当然也就不需要放支架。另一种不需要放支架的情况是,如果存在下肢血管病变,并且需要微创手术治疗开通狭窄闭塞的血管,但是如果在手术过程中发现单纯的球囊扩张已经能够获得满意的效果,狭窄闭塞的血管已经得到有效的修复,那么也就不需要放支架了。

# 为什么用气囊扩张一下就能打通堵塞的血管？

血管堵塞或者狭窄是由于血管里出现了许多垃圾导致的。如同河道里出现许多淤泥将河流堵塞，导致水无法通过一样。气囊扩张是通过在堵塞的血管内将气囊放入，再将气囊逐渐充盈，从而把血管内的垃圾挤压到血管壁上，然后再将气囊收缩，而挤压到血管壁上的垃圾一般不会发生回缩，最终将堵塞或者狭窄的血管疏通，使血流恢复通畅。这是血管微创手术过程当中相当常用的一种治疗手段，有时候单纯的气囊扩张就能够完全使血管通畅了，但有时候在此基础上还需要放支架才能够保证血流的通畅。

## 什么是药物球囊？

　　大家可能都知道，在做微创手术开通狭窄闭塞的血管的时候，医生经常会用球囊来把病变的血管扩张开，以达到修复血管的目的。那么顾名思义，药物球囊，就是普通球囊表面涂有一层药物的特殊球囊。那么为什么要在球囊上涂药呢？这其实是为了让手术的效果更持久。血管微创手术做完，血管是打通了，但是导致血管堵塞的病因却无法根除，因此，手术后血管再次狭窄堵塞是无法避免的问题。为了更好地避免打通的血管再次堵塞，医生们发明了在球囊上涂上抑制血管堵塞的药物，以此来延长手术后血管通畅的时间，这就是药物球囊的工作原理。

# 72

## 药物球囊扩张血管适合糖尿病足患者吗?

大家可能听说过一种表面涂有防止血管再次发生狭窄闭塞的特殊类型的球囊,那么这样的药物球囊是否适合糖尿病足患者呢? 答案是肯定的。糖尿病足患者血管病变的主要因素之一就是血管内膜增生引起血管的管腔狭窄、闭塞,而在微创手术开通狭窄闭塞的血管之后,如果想要尽可能长时间地保持血管通畅,就要尽可能地让这段病变的血管内膜不要增生,或者增生得慢一些。药物球囊就是血管内膜增生的克星,使用药物球囊扩张治疗之后,能够有效地抑制血管内膜增生,可以维持更长时间的血管通畅,能明显延长糖尿病足的复发时间,减低了复发率。

## 激光是怎样治疗糖尿病足的？

糖尿病足的发生是因为腿上血管的堵塞，使得没有足够的血液流到脚上。用针在大腿根部的血管上穿刺股动脉，然后用导丝顺着血管的走行进入病变血管的部位，在 X 线的引导下，通过导丝将激光导管推送至堵塞血管的部位，然后启动激光仪器，产生的激光可以将导致血管堵塞的垃圾清理掉，从而达到疏通血管的目的。由于激光会将血管内的垃圾消融为很小的微粒，因此，不会将垃圾打碎后堵住远端的小血管。而且，激光还可以防治血管内的血液凝固，避免血栓形成，最大可能地保证血管不会再次堵塞（图9）。一般激光照射治疗的在时间10分钟左右，造影观察血管内的垃圾是否被全部清除，如果血管还有狭窄，可以用激光再次消融，直到血管被完全打通。这种手术大腿根部只留一个长1 cm的小切口，患者第二天就可以出院。

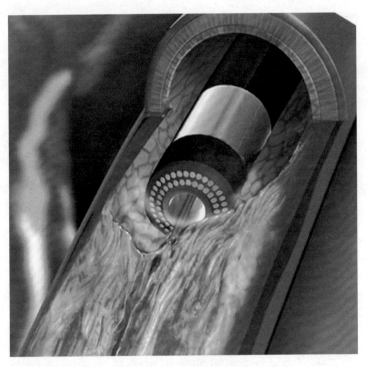

图9　激光开通堵塞血管

## 糖尿病足手术一般用什么麻醉方法？

　　适合糖尿病足的麻醉方式有很多，从最简单的局部麻醉，到要求比较高的全身麻醉，各有各的优缺点和适应性。糖尿病足手术的麻醉方式，一般会根据手术的要求，以及患者的全身情况进行选择。最常用的也是最基础的是局部麻醉，大部分接受血管腔内治疗的患者，只需要在腹股沟穿刺点局部注射一些麻药，就能够达到充分的镇痛效果。而如果患者缺血比较严重，肢体疼痛明显，无法伸直，或者无法保持静止不动的时候，单纯的穿刺点周围局部麻醉就无法满足手术的需求。这种情况下，如果患者全身情况较好，没有严重的基础疾病，可以选择最为稳妥的全身麻醉。如果身体一般情况较差，但没有长期服用抗凝抗血小板药物的话，可以选择半身麻醉，医学上称为腰麻。如果身体总体状况较差，又同时在使用抗凝抗血小板药物，无法进行腰麻，还可以选择神经阻滞麻醉的方法，以获取满意的麻醉效果，满足手术的需求。

## 75

# 糖尿病足手术有什么风险？

　　糖尿病足微创手术开通血管的风险一般都比较低，因为伤口很小，一般只有几毫米，并且手术不需要全身麻醉，对心脏、大脑、肺等全身各个脏器的影响都比较小，因此，这类手术的总体风险不高。不过就算是这样的微创手术，由于手术当中需要使用造影剂，并且造影剂的用量往往不小，因此对于本身就患有肾脏疾病、肾衰竭的患者来说，存在进一步损伤肾功能，造成肾衰竭的风险。如果不是做微创手术的话，糖尿病足手术的常见风险则主要取决于患者本身的身体条件以及手术需要的麻醉方式。身体本身就不太好，总体比较虚弱，年龄大，如果还需要全身麻醉，那么这样的手术，风险就会比较高，出现心肌梗死、心律失常、心功能衰竭、脑梗死等的可能性就比较大。

# 糖尿病足手术危险性大吗？

　　糖尿病足手术危险性的高低，主要取决于患者本身的身体状况。一些病情尚不严重，比较早期的糖尿病足患者，大部分身体一般状况尚可，并且由于血管病变尚处于比较早期的阶段，手术本身并不复杂，耗时也不长，因此手术总体的风险相对较低。而许多比较严重的糖尿病足患者就不一样了，血管病变较严重复杂，手术耗时长。雪上加霜的是这样的患者往往年龄较大，同时合并冠心病、脑血管病、肾功能不全的比较多，全身状况比较差，这样的患者，即使做只需要局部麻醉的微创手术，手术过程中和手术前后出现各种危险的并发症的可能性都比较高，因此手术危险性相对较大。

## 糖尿病足手术后可能有哪些并发症？

　　要回答这个问题，同样需要看患者具体做的是什么手术，采取的是什么样的麻醉方式，以及患者本身的基础疾病。糖尿病足血管手术，最常见的并发症是手术伤口出血。大家可能会觉得做手术伤口出血不是很正常的事嘛，怎么还能算是并发症呢？殊不知血管手术的伤口，和普通的皮肤伤口完全不同，由于是动脉血管上的伤口，稍有不慎，就会在短时间内大量出血，轻则引起皮下血肿，重则需要再次手术。糖尿病足血管手术另一种常见的术后并发症，医学上称为缺血再灌注损伤，腿上的肌肉好比长期干旱的土地，血管打通之后，河水倾泻而来，容易引发洪水，表现在人的腿上也是一样，容易引起肢体肿胀，甚至疼痛加重，好在这个并发症大都不太严重，术后两三天往往就能自行缓解。除此之外，糖尿病足手术后的并发症，来自全身麻醉对身体的影响，例如心律失常、心肌梗死、脑梗死等，与疾病和手术本身并无明确关联。

# 为什么糖尿病足手术以后
# 伤口要加压包扎？

糖尿病足微创手术开通血管，往往需要进行动脉穿刺，而穿刺部位通常位于腹股沟。当手术结束时，穿刺在动脉上的"针眼"不同于平日抽血，要想止住动脉针眼的出血，只靠3～5分钟的按压是远远不够的。一方面是因为动脉的压力高，另一方面是因为穿刺针要比普通的采血针粗好几倍。手术结束后，动脉管壁上的"针眼"会不断受到动脉血流冲击，相当于质量为20～40克的物体有规律地、持续地冲击，如果患者同时患有高血压时，动脉壁受到的冲击力将更大。另一方面，由于疾病本身，患者需要持续服用抑制血小板聚集作用的药物，术中也需用到抑制血液凝结的药物，这些药物均会拉长身体止住"针眼"出血的过程。因此术后需要局部手动压迫"针眼"，或利用微创血管闭合装置封住"针眼"，并对此部位继续加压包扎12～24小时，以保证血液在"针眼"附近确切凝结，不再出血（图10）。

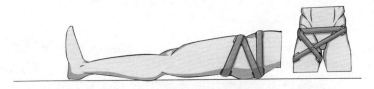

图10 腹股沟加压包扎示意图

## 糖尿病足手术后一定要平卧吗?

术后是否平卧取决于手术方式和麻醉方式。

血管微创手术后的患者,因为腹股沟穿刺点往往需要压迫止血12~24小时,故需要平卧,避免压迫器移位导致出血。而进行足部清创的患者则无须平卧。

此外,腰麻或硬膜外麻醉(俗称半麻)的患者术后需去枕平卧6小时,一是防止颅内压过低导致的头痛,二是等待麻醉药效消退,下肢知觉恢复。全麻的患者术后复苏则无须平卧,但起床需缓慢,防止体位性低血压导致的头晕。

## 糖尿病足微创手术后伤口
## 会出问题吗?

根据手术方式不同，糖尿病足术后伤口的愈合程度及时间也不相同。比如下肢动脉腔内介入治疗仅存在微小的穿刺点，伤口不到1厘米，经过充分的压迫止血，术后第二天基本就达到愈合效果，这样的伤口很少会出问题，但是如果压迫止血不充分，或者患者没有按照医生的要求好好平卧，就有可能导致伤口渗血，甚至出现局部血肿、假性动脉瘤等需要二次手术的情况。如果患者做的是血管旁路术，那么手术的伤口相对就比较大了，小的伤口就有10～15厘米长，大的甚至达到30～40厘米，这样的伤口，最担心的问题就是伤口感染或者伤口愈合不良。想要让伤口顺利愈合，最基本的原则就是控制好血糖，如果血糖控制不良，就很容易导致伤口愈合缓慢，甚至伤口感染，在控制血糖的基础上，再配合积极的消毒换药，以及适当地预防性应用抗生素，则能够有效避免伤口感染或愈合不良。

## 糖尿病足手术后，症状一定会全部消失吗？

糖尿病足手术后，症状不一定会全部消失。这是因为糖尿病足的手术治疗，往往只是针对血管病变的手术。糖尿病足的血管手术，以缓解肢体缺血为主要目的，理论上可以有效缓解缺血性疼痛，以及缺血引起的其他相关症状，诸如步行能力差、肢体发凉等。然而糖尿病足患者的症状，却并非全都由肢体缺血引起。如果糖尿病足患者的有些症状并不是由腿部或足部的缺血所引起，那么进行糖尿病足手术改善下肢血运后，这些症状也就不会全部消失。例如由糖尿病周围神经病变所引起的诸如麻木、瘙痒、针刺样疼痛等，就不会因为血供的改善而消失，这些症状手术治疗的效果一般是比较差的。

## 为什么有的糖尿病足患者
## 做了手术后还是有疼痛?

我们知道,糖尿病足患者的下肢血管堵塞,造成血供不足而引起缺血性的疼痛。这种疼痛,经过成功的血管手术治疗之后,通常会得到极大程度的缓解。那么是否所有的疼痛症状,在血管手术之后都可以缓解呢?答案是否定的。手术后依然存在的疼痛,大多数是神经性疼痛,这种疼痛往往由两种原因引起,一是糖尿病周围神经病变,二是缺血性神经炎。糖尿病周围神经病变,是由于糖尿病患者长期的高血糖状态,引起周围神经末梢的病理性改变,而出现的烧灼感、针刺感、胀痛等不适感。这种疼痛并非由缺血引起,因此缺血改善之后这种疼痛也不会改善。而缺血性神经炎,则是由于长期严重的缺血,造成了神经的缺血性损伤,并出现不可逆的神经功能障碍,这种疼痛往往呈电击样、抽搐样发作,并且伴有不同程度的肌肉萎缩和肢体活动障碍。

## 糖尿病足何时需要截肢？

经常有糖尿病足患者，来看门诊的时候，脚趾已经全部发黑坏死，甚至大半个脚都已经发黑。由于血管堵塞太严重，无法打通，但是患者又不愿意截肢，导致这种状态持续的时间，有时甚至已经超过1个月以上。患者拖着缺血坏死的肢体，整夜无法入眠，忍受着巨大的痛苦。其实这完全没有必要。当糖尿病足患者，五个脚趾全部发黑溃烂坏死，甚至整个脚都发黑发紫，就应该要考虑接受截肢治疗了。因为即使做手术打通了血管，大面积的坏死组织，也不可能再彻底恢复了。中国人有种传统观念，身体发肤受之父母，想要保持躯体的完整，这当然是人之常情。但是如果为了身体的完整，把命都搭进去，也实在是大可不必。如果不截肢，主要有三方面的危害。首先，有可能引起严重的继发感染，导致感染性休克，引发生命危险。其次，如果缺血坏死的范围向上蔓延，本来可能只需要截到小腿的，现在就需要截到大腿，甚至整条腿都要截掉，假肢都没法装。此外，长时间的严重的疼痛，会对患者的心脏造成高强度的刺激，容易引发心肌梗死，心搏骤停，同样非常危险。因此当血管外科医生建议你截肢的时候，表示你的糖尿病足已经非常严重，千万不要犹豫，否则将会得不偿失。

## 什么是糖尿病足术后复发？

　　糖尿病足经积极控制患者血糖及手术后改善了下肢血供，并且通过创面清创及积极换药后创面完全愈合。痊愈后的患者，血糖的控制放松了，药物可能也没有严格按照医生的要求服用，有的患者还由于合并末梢神经病变，对于足部的疼痛不适也没有明显的感觉，也没有选择减轻压力的、合适的鞋子，对于足部皮肤、指甲的护理也不是很到位，于是在多种因素的作用下，同一条肢体，再次出现肢体感染、破溃、组织坏死，重蹈覆辙。这种在同一条肢体痊愈之后再次出现同样症状的现象，就称为糖尿病足术后复发。如果相同的症状，出现在另一条腿上，则不称为复发，这两种情况的治疗难度和严重程度也是完全不一样的，大家不要混淆。

## 为什么有的糖尿病足患者要
## 分两次做手术？

糖尿病足患者需要分两次做手术的，往往有以下两种情况：第一种可能是患者的血管堵塞有好几处，有的位于主干，有的位于分支，综合评估之后，为了降低手术的风险，缩短手术的时间，可以尝试先行开通主干血管的病变，如果症状明显好转，那么分支的病变则可以保守治疗；如果第一次手术之后，缺血症状改善不明显，再做第二次手术，解决分支病变的问题。第二种可能是缺血的肢体已经出现了较大面积的缺血坏死，第一次手术开通血管，为肢体提供充足的血供之后，再做第二次手术，对坏死的组织进行清创和修复，如果只做坏死组织清创和修复，伤口往往难以痊愈，甚至会导致缺血坏死进一步加重。

# 五

## 糖尿病足患者如何
## 进行保健和康复

## 86

## 如何预防糖尿病足？

糖尿病患者预防糖尿病足，最重要的一点，就是要严格控制血糖。要养成定期测血糖的习惯，定时定量使用降糖药物，均衡饮食，严格戒烟，并适当运动，以此把血糖维持在稳定合适的范围内。此外，糖尿病患者应经常观察自己的脚。若存在足部畸形应尽早校正，比如拇外翻。如果发现两只脚颜色温度明显不对称、下肢水肿、皮肤发紫等现象，应及时就医。如果脚上有老茧、脚指甲边缘长进了肉里，切忌自行使用药物或膏药去除胼胝，修剪脚指甲不要剪太短，尽量剪平，而不要将脚指甲的两端剪得太深。冬天如果喜欢泡脚的，应该避免使用太烫的水，略高于体温即可，以免发生低温烫伤。此外，尽量不要穿太硬、太挤压脚趾的鞋子，尽可能地避免脚上因摩擦而受伤。

# 得了糖尿病足，应该多走路还是少走路？

糖尿病足在发病的时候，或者下肢存在鸡眼、皮肤溃疡、脚趾发黑坏死等情况时，建议少走路甚至不走路，因为走路会导致创面坏死恶化，加重病情。此时需要积极就医，避免延误病情。

而糖尿病足在康复阶段或病情稳定阶段的患者，即足部无伤口的患者，医生评估下肢不存在严重的血管和神经病变时，可慢慢增加步行路程和时间。同时需要注意穿合适的鞋袜，每日检查足部是否有新发的皮肤损伤，如果出现足部病变，比如鸡眼、皮肤裂开、坏疽等情况需停止走路，及时就医。

# 什么样的运动更适合
# 糖尿病足患者?

　　糖尿病足患者需要避免高强度的、剧烈的下肢运动,因为这样的运动很有可能会导致足部外伤,比如足球、篮球等。相比而言,在脚上没有伤口的情况下,更加推荐糖尿病足患者进行诸如游泳、瑜伽、适度的步行、太极等较为舒缓,带动全身,又不太容易引起脚伤的活动。如果脚上有伤口有创面,则可以考虑使用哑铃等锻炼上肢力量继而带动全身的血液循环,或者跷起脚背再放平、平躺并保持膝盖伸直的情况下把腿抬高,利用这样的运动来锻炼下肢,促进全身以及下肢的血液循环。

## 糖尿病足患者可以足浴按摩吗？

糖尿病足患者如果脚上有伤口，那么是一定要避免足浴按摩的。因为糖尿病足伤口本来就特别难愈合，如果在有伤口的情况下进行足浴按摩，会大大增加伤口感染导致病情恶化的风险。而脚上没有伤口和破损的糖尿病患者，还是可以进行足浴按摩的，但是水温不宜过高，尽量控制在37℃左右，不要超过40℃。长时间接触比较热的水，可能会造成低温烫伤，继而引起足部破损。另外，由于糖尿病足患者经常合并糖尿病周围神经病变，对温度的感觉能力下降，有时即使水温很高，自己也感觉不到，因此，务必要注意水温。双脚洗干净以后，选用柔软、吸水、浅色毛巾擦干，并仔细观察是否出现破皮、水疱、足癣、老茧或鸡眼等，有无灰趾甲或嵌甲等情况，然后用润肤露涂在脚上，达到保湿并减少足部开裂的效果。

## 90

## 糖尿病足患者如何修剪指甲？

首先，我们要选择一套比较合适的剪趾甲的工具，一般不建议使用剪刀，因为剪刀引起误伤的风险特别高，建议选择指甲钳来进行修剪。其次，在剪趾甲的时候，推荐使用平直剪法，也就是把趾甲剪平成一字，把趾甲剪得跟指端平齐，不要斜剪，也不要把趾甲两端剪得很深，并且剪后需要磨平，这样能够避免趾甲在步行时损伤脚趾，造成足部破损，甲沟炎等可能加重病情的情况。如果患者及家属有经验，可以自行在家修剪趾甲。如果患者的脚上有鸡眼、老茧、趾甲畸形等异常情况，建议不要在家修剪，而是到专业的医院，由糖尿病足专科门诊来处理（图11）。

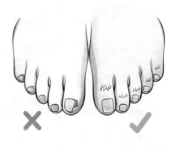

图11　错误和正确的趾甲
修剪方式

## 为什么糖尿病足患者应该
## 积极步行锻炼？

一般来说，糖尿病足患者，康复后需要积极步行锻炼，因为适量的运动，能够保持血管通畅，促进侧支循环形成，甚至能够部分代替扩张血管药物的作用。同时，又能够使患者维持理想的体重，改善患者的胰岛素抵抗状态，全面纠正患者的代谢异常，改善患者心肺功能，对控制血糖非常有帮助。但糖尿病足患者如果伴有足部溃疡时，就不宜进行过多的步行锻炼了，理由有三：① 糖尿病足合并溃疡的患者，往往下肢血管狭窄闭塞，血流量不足，过多步行锻炼会增加肢体对血液的需求，导致肢体缺血加重；② 合并感觉神经障碍，患者无法感知肢体缺血导致的保护性疼痛，不停地运动会磨损伤口导致创面变得更加严重；③ 运动产生的压力，导致溃疡周围皮肤受压，进而导致压力性损伤，这样伤口更难愈合。

## 不正确的步行锻炼会加重
## 糖尿病足吗?

　　生命在于运动,但是你知不知道,不正确的运动和锻炼,有可能会加重糖尿病足患者的病情。对于脚上没有伤口的糖尿病足患者,虽然应该积极进行步行锻炼,但是过度的步行,强度过高,速度过快,时间过长,则有可能会加重肢体缺血,磨损足部,导致足部破损。而脚上有伤口的糖尿病足患者,在溃疡治疗期间,需要减少进一步损伤的可能,有利于治疗和促进伤口愈合,并且患者往往无法下地活动,因而不适合步行锻炼。如果强行下地活动,甚至步行锻炼,很有可能会导致伤口不愈合,伤口变大、合并感染等较为严重的后果。在这种情况下,为了避免由于长期卧床而导致肌肉萎缩,应促进肢体血液流通,建议患者做抬腿屈伸动作,两条腿轮换着做,也就是躺在床上做蹬自行车的动作。该动作可以通过规律性的肌肉收缩,改善足部血供,并且有利血液循环。对于那些下肢缺血和足部缺损严重的患者，溃疡愈合后，也可以以此运动方式为主进行康复锻炼。

## 糖尿病足患者应该穿什么样的袜子和鞋子？

　　穿不合脚的鞋子，是导致糖尿病足皮肤破损伤口不愈合的原因之一，穿着合适的鞋子可以减少足部异常压力，减少老茧、鸡眼或者溃疡的发生，预防足部损伤。一般建议糖尿病足患者要选择圆头厚底、系鞋带、面料柔软、透气性好的鞋子，鞋底不宜太薄，鞋子内部应较脚的长度长 1 ～ 2 厘米，以鞋跟可深入一小指为宜，内部宽度应与脚的最宽处宽度相等，高度应该使脚趾有一定的活动空间，避免穿尖头鞋、高跟鞋、前后暴露的凉鞋，穿新鞋的第一天，走路时间不宜超过30分钟，适应后再逐渐增加穿着时间，穿鞋前应该检查鞋内有没有异物。保持鞋子的干燥，可同时几双鞋轮换着穿。而穿着正确的袜子，同样也很重要。一双合适的袜子，不但能保护双足，还可以减少足部与鞋子的摩擦，更有吸汗作用。糖尿病足患者的袜子，应选择松软合适、透气、吸水性强的纯棉或纯羊毛制品，选用浅色、无破损的袜子。不适合赤脚行走，防止足部皮肤损伤。要勤换洗袜子，不穿有松紧口的袜子，以免影响脚的血液循环。

# 94

## 糖尿病足出现静息痛，家庭日常护理有哪些注意事项？

静息痛，是缺血比较严重时的一种表现。当病变发展，下肢缺血加重，不行走也发生的疼痛，便称为静息痛。这种疼痛大多出现在脚趾或足部，夜间加重，卧位时疼痛加剧，下肢垂下可稍有缓解。因睡眠时心脏血液输出量减少，下肢缺血相应加重，故疼痛常在夜间加重。这样的患者的日常护理，应该尽量避免足部伤口的形成，剪趾甲要当心不要误伤，洗脚洗澡水不要太烫，鞋袜不要捂得太紧。此外，针对有严重静息痛而完全无法步行的患者，可以做伯尔格运动，来帮助缓解静息痛的症状。那么什么是伯尔格运动呢？首先平卧，双腿伸直，将患肢抬高到45°以上，维持1～2分钟；然后把患肢下垂于床边，踝关节进行旋转，脚趾上翘、伸开、收拢，整个过程需持续4～5分钟，最后平躺休息2～3分钟。每天可以做2～3次，运动时间在早、中、晚均可。这样的锻炼，可通过活动足部和小腿的肌肉，增加下肢血流量，从而改善静息痛。

## 95

合并伤口溃烂或脚趾发黑坏死的
糖尿病足患者，家庭日常护理应
注意哪些事项？

　　针对合并伤口溃烂、脚趾坏死的糖尿病足患者，日常护理应注意以下几点：① 建议到创面专科门诊或糖尿病足专科护理门诊处理伤口。具备上门换药服务的，可以申请家庭医生或创面专科护士进行上门换药处理。若出现严重感染或者红肿加剧时应及时前往专科医院治疗，及时就医，避免自行处理。② 切忌使用热水袋、电热毯、暖脚壶等物品直接给患侧足部加温，勿烤火，拔火罐，以免引起进一步烫伤。③ 选择合适的鞋袜。鞋袜透气性要好，质地柔软，尽可能宽松，以免对伤口造成挤压。针对已经截除部分脚趾、足部缺损或步态异常的患者，伤口康复之后，建议使用专门订制的专用减压鞋子，有利于患者步行的同时，又不容易造成进一步损伤。

## 糖尿病足刚做完血管手术能下床活动吗？

糖尿病足患者刚做完血管微创手术应避免下床活动，因为血管微创手术在大腿根部都有一个动脉穿刺点，需要通过加压包扎的方法压迫止血，到达一定的时间穿刺点才能愈合。所以一般血管微创手术后12～24小时应避免下床，否则会出现穿刺点出血、血肿，严重的甚至会引起大出血死亡。而如果糖尿病足患者做的不是微创手术，不需要平卧加压包扎，那么只要患者身体一般情况允许，就应该早期下床活动，以利于身体尽快康复，对于保持血管的通畅也大有好处。

## 导致糖尿病足复发的原因有哪些？

　　首先最常见的原因就是血糖控制不佳，通常是因为患者未能按照医嘱按时按量服药和控制饮食，并且没有定期测血糖的习惯，一旦长期血糖升高，就容易导致糖尿病足复发。同时，这部分患者可能进行体育和功能锻炼，对于足部护理和足部卫生的关注度不够。此外，持续吸烟也可能使得糖尿病足复发。因此，对于糖尿病足，仅仅治疗足部溃疡或血管病变，其实是远远不够的，应该十分重视可能导致糖尿病足复发的原因。

## 如何防止糖尿病足复发？

好多糖尿病足患者认为做了手术疏通了血管，通过长期换药治好了伤口，就万事大吉了。殊不知糖尿病足是一种非常容易复发的疾病，已经患过糖尿病足的患者应注意以下方面：首先，定期监测自己的血糖，并做记录，定时定量使用降糖药物，均衡饮食，适当运动，从而把血糖控制在理想范围内；其次，对于曾经导致足部磨损形成伤口的鞋子，务必不要再穿，必要时甚至应该选择医生指导的专门用于缓解足底压力的治疗鞋；此外，针对引起下肢缺血的血管病变，应该遵医嘱使用治疗血管病变的药物，并定期至血管外科门诊随访，以便及时发现新的病变，避免延误治疗。

## 糖尿病足患者在饮食上要注意哪些方面？

首先是清淡饮食，少吃辛辣食物如辣椒、生姜等食品。血糖高时应避免食用迅速引起血糖升高的食物，如稀饭、米线、面条等，可以用黄瓜、西红柿代替水果。其次是限制糖的摄入：要严格限制白糖、红糖、巧克力、含糖饮料及甜果汁的摄入，这些食物含有较多的葡萄糖、蔗糖，所含热量较高，吸收后会明显升高血糖。切忌餐后吃水果，可选择上午九点到九点半，下午三点到四点，晚上九点左右吃水果。血糖高的时候，应以黄瓜、西红柿代替水果。此外，饮食规律，注意进餐顺序，推荐先吃蔬菜，再吃肉类，最后吃主食，粗细搭配，细嚼慢咽，控制进餐速度。避免十分饱，因为大量进食后会使血糖迅速升高，长期高血糖会加重胰岛负担。

## 高龄糖尿病足患者如何自我保健？

糖尿病足自我保健的基石是控制血糖。糖尿病足的预防根本是严格将血糖控制在正常水平。可以通过控制饮食、服用药物、合理运动等方法来达到预防效果。糖尿病足患者还应注意观察足部有无损伤、肿胀、破溃等症状。适当修剪趾甲，避免过度修甲引起甲周软组织破损。如果皮肤发生破溃，应及时就诊进行伤口换药治疗。在秋冬季节足部皮肤相对干燥时，可通过涂抹无刺激性的润肤露，防止皮肤出现干燥、皲裂。热水泡脚时间不应超过5分钟，不能用温度过高的水泡脚，以防导致足部烫伤，建议水温不要超过40℃，或者手感自觉不烫即可。另外，最好要纠正不良生活习惯，戒烟戒酒，控制血糖、血压、血脂，防止病情进一步加重。当然，定期就医检查也是至关重要的，糖尿病足患者应定期到医院检查随访足部，动态了解双足状态和神经、血管病变发展情况，从疾病的早期就作好足部的预防及护理。